DE LA

MÉTHODE DU DÉDOUBLEMENT

DANS LE TRAITEMENT CHIRURGICAL

DES FISTULES VÉSICO-VAGINALES

PAR

Le Dr Jules MAZE

ANCIEN INTERNE DES HOPITAUX DE ROUEN ET DU HAVRE
LAURÉAT DE L'ÉCOLE DES SCIENCES DE ROUEN (MÉDAILLE D'ARGENT)
LAURÉAT DE L'ÉCOLE DE MÉDECINE DE ROUEN (DEUX MÉDAILLES D'ARGENT)
LAURÉAT DES HOPITAUX DE ROUEN (MÉDAILLE D'ARGENT)

LIBRAIRIE MÉDICALE ET SCIENTIFIQUE
JULES ROUSSET
PARIS. — 36, Rue Serpente. — PARIS
(EN FACE LA FACULTÉ DE MÉDECINE)
1902

DE LA
MÉTHODE DU DÉDOUBLEMENT

DANS LE TRAITEMENT CHIRURGICAL

DES FISTULES VÉSICO-VAGINALES

PAR

Le Dr Jules MAZE

ANCIEN INTERNE DES HOPITAUX DE ROUEN ET DU HAVRE
LAURÉAT DE L'ÉCOLE DES SCIENCES DE ROUEN (MÉDAILLE D'ARGENT)
LAURÉAT DE L'ÉCOLE DE MÉDECINE DE ROUEN (DEUX MÉDAILLES D'ARGENT)
LAURÉAT DES HOPITAUX DE ROUEN (MÉDAILLE DARGENT)

———

LIBRAIRIE MÉDICALE ET SCIENTIFIQUE
JULES ROUSSET
PARIS. — 36, Rue Serpente. — PARIS
(EN FACE LA FACULTÉ DE MÉDECINE)

—

1902

A LA MÉMOIRE DE MA MÈRE

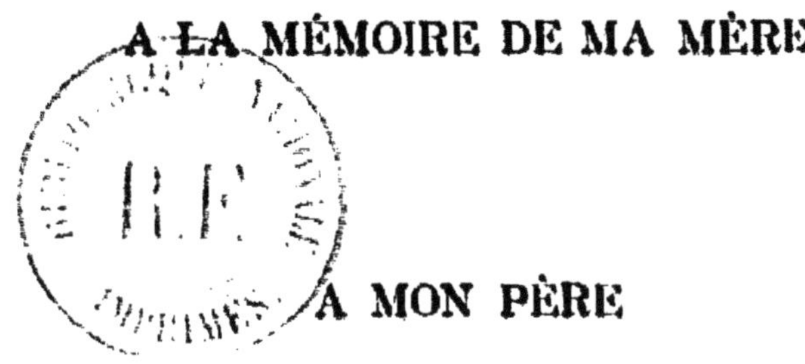

A MON PÈRE

A MES GRANDS-PARENTS

A MES FRÈRES ET A MES SŒURS

A MES AMIS

A M. LE DOCTEUR MAURICE GUILLOT

Chirurgien des hôpitaux du Havre.

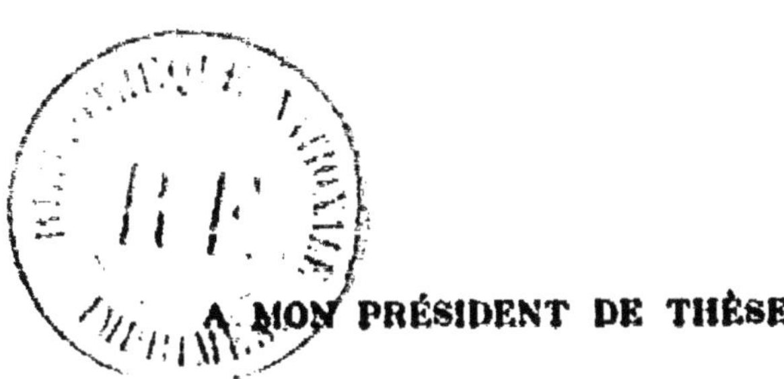

A MON PRÉSIDENT DE THÈSE

M. LE PROFESSEUR LANNELONGUE

Membre de l'Institut,
Membre de l'Académie de Médecine,
Professeur de pathologie externe à la Faculté de Paris
Chirurgien des Enfants-Malades.
Commandeur de la Légion d'honneur,

CHAPITRE PREMIER

Préface.

Avant d'aborder le fond de notre sujet, nous ne saurions nous soustraire à l'agréable obligation de rendre un public hommage à tous ceux qui ont guidé nos pas dans la voie si difficile des études médicales.

Nous ne saurions oublier que M. le docteur Brunon, directeur de l'Ecole de médecine de Rouen, fut notre premier maître. Nous le remercions d'avoir su nous inspirer l'amour de notre art au début de nos études.

Que tous nos maîtres des hôpitaux de Rouen, MM. les docteurs Cerné, Martin, Ollivier, Fr. Hue, Nicolle, reçoivent nos plus sincères remerciements pour toutes les bonnes leçons qu'ils nous ont prodiguées.

Que M. le docteur Cauchois et M. le docteur Jeanne de qui nous avons été l'interne dans leur service à l'Hôtel-Dieu pendant une année reçoivent aussi tous nos meilleurs remerciements.

Une année passée à Paris nous a montré combien étaient profitables les leçons des Maîtres.

Nous avons passé six mois dans le service de M. l^e professeur Lannelongue à l'hôpital des Enfants-Malades. Là nous avons appris à connaître ce maître vénéré qui non seulement nous prodigua les meilleurs leçons, mais fut aussi pour nous d'une bonté sans égale.

Que M. le docteur Villemin, chirurgien des hôpitaux, qui fut pour nous si aimable, reçoive aussi tous nos remerciements.

Nous sommes resté pendant trois mois à l'hôpital de la Charité, dans le service de M. le docteur Maygrier où nous nous sommes perfectionné dans l'art des accouchements. Nous l'en remercions.

Nous n'aurons garde d'oublier M. le docteur Gosset agrégé de la Faculté pour l'amitié et les bons conseils qu'il nous a toujours prodigués durant le cours de nos études.

Nous avons eu la bonne fortune à la fin de nos études médicales de passer près de vingt-huit mois en qualité d'interne des hôpitaux du Havre. Nous avons trouvé là un vaste champ d'action, où il nous a été possible de nous livrer à la pratique de la chirurgie d'urgence et d'appliquer les leçons que nous avaient données nos maîtres.

Nous avons été pendant un an l'interne de M. le docteur Engelbach dans son beau et actif service de l'hôpital Pasteur ; nous le remercions des judicieux conseils qu'il nous a donnés, et de la large initiative qu'il a bien voulu nous laisser.

Merci aussi à MM. Lecène, Sorel qui furent toujours pour nous d'une amabilité parfaite.

Nos six derniers mois se sont passés dans le service de M. le docteur Frottier. Nous avons été heureux d'avoir pu profiter de sa longue expérience des tuberculeux, et nous avons pu apprécier les résultats si heureux obtenus dans son pavillon d'isolement.

Les observations que nous y avons prises nous ont démontré l'utilité d'un sanatorium ainsi compris. Nous le remercions de tout notre cœur.

Le sujet de cette thèse a été pris à l'hôpital Saint-Louis dans le servide de M. Ricard. Ce sont ses idées que nous nous sommes efforcé de soutenir. Qu'il nous pardonne, si la forme que nous leur avons donnée traduit bien infidèlement la précision de sa méthode chirurgicale et de son enseignement.

Nous remercions aussi son interne, M. Lance, qui a bien voulu recueillir la plupart des observations rapportées dans ce travail et se mettre à notre disposition pour les renseignements nécessaires.

Enfin nous dédions cette thèse à M. le docteur Maurice Guillot, chirurgien des hôpitaux du Havre, qui non seulement se montra toujours un ami véritable, mais qui voulut bien, lors de la rédaction de cette thèse, nous aider à traduire d'une façon aussi exacte que possible, les idées de son maitre M. Ricard.

Avant de quitter les heureuses années que nous avons passées à l'Internat des hôpitaux du Havre, nous ne pouvons oublier les chers camarades que nous y avons rencontrés. Nous nous souviendrons toujours de la bonne et franche amitié qui nous unit à eux.

Nous n'oublierons pas non plus nos amis, le docteur

François Sorel, médecin des Colonies, et le docteur Jacques Debray qui furent toujours pour nous des amis sincères.

Nous remercions bien vivement M. le professeur Lannelongue de l'honneur qu'il a bien voulu nous faire en acceptant la présidence de notre thèse.

CHAPITRE II

Historique.

La connaissance parfaite des fistules vésico-vaginales et de leurs pénibles conséquences cliniques ne remonte pas très haut dans l'histoire de la médecine. Au XVIe siècle, Séverin Pineau et Fabrice de Hilden sont les premiers à faire mention de cette affection. A peu près à la même époque, Ambroise Paré (1) propose la cure radicale de cette lésion. Mais il ne semble pas que les méthodes opératoires alors à la disposition des chirurgiens aient produit des résultats bien satisfaisants, car jusqu'à la moitié du XVIIe siècle, il ne fut plus question d'essayer quoi que ce soit de systématique contre cette terrible infirmité. C'est seulement en 1653 que Von Roonhuysen proposa de traiter les fistules urinaires par l'avivement et la suture. Les tentatives de ce chirurgien furent d'ailleurs toutes malheureuses ainsi que celles de Christ Wœlter qui le suivit dans cette voie.

(1) Follin et Duplay, Traité élémentaire de Pathologie externe, t. vii, p. 539.

Pendant le siècle suivant, on abandonna complètement toute préoccupation de cure radicale. J.-L. Petit, qui, à bien d'autres points de vue, se conduisit en chirurgien hardi, se contenta de faire porter aux malheureux malades un urinal appelé au dire de Boyer « trou d'enfer » (1).

Tous les auteurs qui suivirent furent des partisans soit de la sonde à demeure, soit de la cautérisation.

Desault et Chopart furent les champions convaincus de cette idée, que, par un décubitus approprié, et le port d'une sonde ouverte mettant la vessie au repos fonctionnel, on pouvait amener la guérison des fistules petites et moyennes.

En 1831, Boyer obéissant à la même tradition s'exprime ainsi : « L'indication curative est la même que pour les autres fistules urinaires : détourner l'urine de la route étrangère et lui donner une issue par sa voie naturelle. On remplit ce but, en faisant porter constamment pendant plusieurs mois, une sonde de gomme élastique introduite par l'urèthre dans la vessie. La sonde doit être assez grosse pour remplir exactement l'urèthre, et ses yeux les plus grands possible, afin que l'urine ait une issue libre par cette voie. Dans cette vue, on doit la laisser ouverte et sans bouchon, en prenant soin de la fixer de manière que son extrémité interne dépasse complètement l'ouverture fistuleuse de la vessie. La malade doit rester au lit pendant toute la durée du traitement, en se tenant couchée très souvent sur le côté. Lorsque la sonde laissée

____

(1) Boyer, traité des maladies chirurgicales et des opérations qui leur conviennent, t. IX, p. 58.

ouverte fatigue la vessie et y excite de la douleur, on doit la boucher ; mais il faut avoir soin d'ôter le bouchon, d'abord toutes les demi-heures, puis toutes les heures, pour laisser sortir l'urine (1). »

Il est peut-être intéressant de signaler en passant que l'opinion de Boyer et de ses prédécesseurs, touchant l'importance curatrice de la position prise par la malade, a reparu à plusieurs reprises de nos jours et notamment lors du Congrès de 1900 sous la forme d'une communication de Vitrac, de Bordeaux.

Vitrac s'exprime ainsi (2) :

« Dans de nombreuses expériences, j'ai cherché à fixer le rôle joué par les diverses positions du corps dans l'écoulement des urines à travers l'orifice de la vessie fistuleuse. »

« Dans les cas les plus fréquents (fistule de la zone vaginale de la vessie), le décubitus dorsal a pour conséquence l'issue totale, ou presque totale, de l'urine ; le décubitus latéral permet une continence plus marquée : le décubitus ventral est la position la plus favorable. » Pour le docteur Vitrac, en effet, une malade atteinte de fistule vésico-vaginale se trouve dans des conditions semblables à celles d'une malade opérée de la taille hypogastrique et maintenue couchée sur le dos ; or, on le sait, la plaie sus-pubienne guérit alors avec une surprenante facilité.

« Théoriquement, il est donc illogique d'employer le décubitus dorsal ; le décubitus ventral est au contraire

(1) Boyer, loc. cit., p. 56, t. ix.
(2) Vitrac (de Bordeaux), Congrès de chirurgie de 1900. C. F., séance de la soc. de chirurgie du 10 oct. 1900.

indiqué dans tous les cas : *a*), fistule vésico-vaginale petite, récente, et qu'on veut guérir sans opération; *b*), fistule vésico-vaginale qui vient d'être opérée. »

« Pratiquement le décubitus ventral a donné un beau cas
de guérison sans opération. Je ne l'ai employé et vu employer après opération que dans des cas très défavora-
bles, qui ont cependant donné des résultats encoura-
geants. Il serait nécessaire avant l'opération d'habituer
peu à peu les malades à garder cette position. Le décubitus latéral est théoriquement moins utile; pratiquement il en est d'un emploi plus simple que le décubitus
ventral. A coup sur, il doit être préféré au décubitus
dorsal. »

Il ne semble pas cependant que la sonde à demeure ait
bien satisfait ses promoteurs, car de bonne heure on
essaya de l'utiliser en même temps comme agent d'obtu-
ration de la perte de substance. En 1824, Lallemand
inventa sa sonde érigne qui réunissait les bords de la
fistule, préalablement avivés par la cautérisation. Presque aussitôt Laugier créait une érigne double vaginale,
permettant d'obtenir la même coaptation en passant par
le vagin. Récamier lui-même s'engagea dans cette voie ;
mais ce fut sans plus de succès.

En face de cette école de la sonde à demeure, grandis-
sait l'école de la cautérisation. Delpech, Dupuytren, Clo-
quet préconisèrent cette méthode, et il faut convenir que
dans les très petites fistules des succès incontestables
furent obtenus. Malheureusement les fistules moyennes
et les larges pertes de substance échappaient complètement à cette technique. Malgaigne fut le dernier parti-

san autorisé de cette manière de faire. D'après lui on ne doit y recourir (1) :

« ...que dans le cas où la fistule est à peine perceptible, qu'il s'agisse d'une fistule récente ou d'une fistule plus ou moins ancienne. »

Voici comment on procédera à la cautérisation :

« Après avoir exposé le point fistuleux à l'aide du spéculum de Sims, on touchera les bords de l'ouverture avec le crayon de nitrate d'argent ou un cautère actuel très pointu. Le thermocautère, le galvanocautère pourront être très avantageusement employés. Il ne faut pas employer la cautérisation avant que l'eschare produite par la précédente opération soit tombée. Il va sans dire que l'usage de la sonde à demeure est nécessaire pendant la durée de ce traitement, afin de prévenir la distension de la vessie par l'urine. »

Pendant cette longue période de tâtonnements, diverses tentatives de cure chirurgicale, d'ailleurs malheureuses, avaient été faites, notamment par Nægelé et Dugès.

C'est à Jobert de Lamballe (2) qu'il faut arriver pour trouver une cure radicale systématique donnant d'incontestables résultats. Il préconisa d'abord une méthode autoplastique, l'élytroplastie, qui consistait à greffer sur la fistule préalablement avivée, un lambeau cutané du voisinage prélevé suivant la méthode italienne. Ce lambeau était fixé par deux points de suture et un fil trac-

(1) Follin et Duplay. Loc. citat. p. 540.
(2) Jobert de Lamballe. Gaz. méd. de Paris, 1838, p. 193.

teur uréthral. D'abord heureuse, cette méthode donna bientôt dans les mains de son auteur ainsi que dans celles de Roux d'incontestables insuccès.

Jobert recourut alors à la cystoplastie par glissement (1) qui, bien que datant de 1847, a donné encore de remarquables succès, il y a quelques années à peine. Le principe consistait dans une mobilisation des lèvres de la fistule, obtenue grâce à des incisions libératrices faites sur le vagin et à des décollements remontant même au-delà de l'insertion vaginale sur le col utérin.

A peu près à la même époque, en 1844, Vidal de Cassis (2) trouvait une manière élégante de tourner le problème. Il fermait la vulve et transformait ainsi le vagin en une cavité complémentaire de la vessie. Il faut convenir que dès l'abord, faute de précautions aseptiques, on n'obtint que des résultats peu satisfaisants, mais le principe de la méthode était créé et dès que la chirurgie des réunions per primam fut possible, on vit surgir de l'oubli la technique préconisée un demi-siècle plus tôt par Vidal de Cassis.

Il faut reconnaître d'ailleurs que l'absence de précautions aseptiques n'était pas la seule cause des échecs répétés de méthodes qui, très souvent, étaient ingénieuses. La consistance et la nature des tissus sur lesquels on opérait jouaient elles-même un rôle. Il faut avoir ex-

<hr>

(1) Jobert de Lamballe. Bull. de l'Académie de médecine, 16 mars 1847. T. xii, p. 492.

(2) Vidal de Cassis. Oblitération de l'orifice du vagin pour le traitement de la fistule vésico-vaginale. Annales de la chirurgie française et étrangère, 1844, p. 208.

— 17 —

ploré soigneusement des vagins fistuleux pour se rendre
compte de ce que leur induration, leur état d'infection
chronique, l'épaississement de leur sous-muqueuse, épaississement qui va jusqu'à leur donner une consistance
cartonnée, enfin les brides fibro cicatricielles qui les sil-
lonnent, rendent les affrontements et les sutures difficiles.

On comprend qu'à cette époque d'infection, variable
dans son intensité, mais constante, des sutures cutanées,
des sutures superficielles, faites sur des tissus aisément
mobilisables, aient pu réunir par première intention dans
certaines conditions heureuses ; mais on comprend encore
mieux l'insuccès à peu près régulier de sutures tentées
dans un milieu infecté d'avance et se prétant mal à la
mobilisation et à l'avivement.

Tout était préparé en somme pour l'avènement d'une
méthode consciente de la nécessité de préparer et d'assouplir les parois vaginales en les rendant ainsi plus
propres à une action chirurgicale. C'est ce qui fit le succès
de la méthode américaine dûe, dans ses détails les plus
essentiels, à Sims (1) et apportée en France par Bozeman
en 1857.

A tout prendre, Sims traitait les fistules simplement
par l'avivement et la suture directe, ce qui n'était pas
une nouveauté ; mais avant de faire agir le bistouri, il
employait un ensemble de moyens modificateurs de la
paroi vaginale, qui, bien que trouvé d'une manière empi-
rique, avaient comme résultat d'abaisser la septicité de la
cavité vaginale et d'assouplir ses parois. On parvenait à

(1) Sims, On the treament of vesico-vaginal fistula. Amer J. of med.
Sciences. janv, 1852. t. xxiii. p. 177.

  2

ce but en répétant des bains prolongés, en distendant le vagin avec des tampons induits de glycérine ou des olives, en sectionnant les brides fibreuses susceptibles de gêner l'abaissement et la coaptation.

Cette préparation durait des semaines, quelquefois des mois. Elle n'était pas inutile, car l'expérience montra que seuls les chirurgiens qui suivaient à ce point de vue la méthode américaine obtenaient des succès. Elle n'est pas oubliée, même de nos jours, car Berger (1) à la Société de chirurgie, en 1897, insistait encore sur l'importance capitale des soins prémonitoires.

Ainsi présentée, la méthode américaine eut un énorme succès jusqu'au jour où une technique que l'on peut, dans une certaine mesure, considérer comme inspirée par elle, mais qui, à notre sens, en diffère essentiellement dans son principe, vint donner une solution chirurgicale d'une élégance et d'une simplicité telles qu'on peut déjà prévoir le jour où le procédé américain aura, tout au moins chez nous, cessé d'exister. Nous voulons parler de la méthode du dédoublement due à Duboué (2) et développée plus tard par Ricard (3) puis par Quénu.

Conformément à la tendance actuelle des chirurgiens à atteindre par l'abdomen les lésions du plancher uro-génital, on a tenté, depuis quelques années, la cure des fistules vésico-vaginales tantôt par la taille sus-pubienne

(1) Berger, Bulletin de la Soc. de chirurgie, 1897 et Annales de gynécologie et d'obstétrique, mars 1897, p. 177.

(2) Duboué, Bulletin et Mémoires de la Soc. de chirurgie, 1864, t. vi. p. 417.

(3) Ricard, Communication au Congrès de chirurgie, oct. 1896. Gaz. des Hôpitaux, 1896, p. 1.225.

(opération de Trendelenburg, 1889) (1), tantôt par une laparotomies sous-péritonéale (opération de Bardenhauer)(2), tantôt par une laparotomie transpéritonéale (opération de Dittel) (3).

Il est intéressant et indispensable pour le sujet que nous traitons de choisir entre ces divers procédés. Mais pour cela, il est nécessaire de faire un examen méthodique dans lequel les caractères essentiels de chaque technique seront examinés, et dans lequel les méthodes seront groupées, non d'après leur filiation historique, mais d'après les idées générales qui les ont commandées.

(1) Trendelenburg. Ueber Blasenscheiden fixtel operationem. Wolkmann's Samuel Klin. Vortr., 1890, n. 355.
(2) Bardenhauer, XXe Congrès des chirurgiens allemands, avril 1891.
(3) Dittel, Abdominale Blasenscheiden fistel operationem. Wien, Klin. Woch. 1893, p. 449.

CHAPITRE III

Description des principaux procédés.

On a cherché à traiter chirurgicalement les fistules vésico-vaginales par trois voies différentes.

Par la voie vaginale.

Par la voie ischio rectale.

Par la voie sus-pubienne.

Nous réunissons à dessein sous le titre de voie vaginale tous les procédés qui peuvent être mis en œuvre
quand on s'est décidé à intervenir par les voies naturelles. Il faut en effet les avoir tous présents à l'esprit dans
un même temps, car il n'est pas absolument rare de lire
dans une observation qu'une opération, commencée dans
le but de faire une fermeture très simple par avivement
et suture ou par dédoublement, s'est terminée par une
occlusion du vagin ou même de la vulve.

A) Voie vaginale

On peut par la voie vaginale poursuivre, ainsi que
nous l'avons indiqué très sommairement plus haut, deux

buts très différents. Tantôt, en effet, on s'attaque directement à la fistule, et on en cherche la fermeture par un procédé de suture ou d'autoplastie. Tantôt, au contraire, on renonce à fermer directement la fistule, mais on remédie aux inconvénients de l'ecoulement constant de l'urine dans le vagin en faisant de ce conduit lui-même un diverticule de la cavité vésicale. C'est ce que l'on obtient par la fermeture complète du vagin ou de la vulve.

Sans entrer dès maintenant dans la discussion de la valeur comparée des méthodes directes et indirectes, nous devons dire que la description que nous ferons de ces dernières sera volontairement abrégée, eu égard à la part peu importante occupée par elle dans la technique chirurgicale française.

Elytroplastie de Jobert. — En 1835, Jobert faisait paraitre un procédé de fermeture des fistules par autoplastie, qui consistait essentiellement dans l'emploi d'un lambeau de peau taillé sur la fesse, et attiré dans le vagin pour être suturé aux bords de la fistule. On peut dire que d'une manière générale ce procédé est abandonné. On doit noter cependant que Setkine (de Moscou) (1) dans un cas de fistule siégeant à quatre centimètres en arrière de la vulve, appliqua un lambeau quadrangulaire emprunté à l'une des petites lèvres. Un an plus tard Péan (2) obtenait un succès par une méthode sensiblement identique.

____

(1) Semaine médicale, 1896, p. CXVIII.
(2) Académie de médecine, 1897 et Ann. de Gynéc. et d'obstétrique, mars 1897.

Cystoplastie par glissement de Jobert. — Jobert ne tira pas grand avantage de son premier procédé. En conséquence, il s'attacha à le modifier en recommandant la suture directe, mais en la rendant possible par des incisions libératrices susceptibles de rendre flottants les bords de la fistule. De ces incisions libératrices, la seule qui était constante, et qui par là même constituait l'essence du procédé, était l'incision du vagin au niveau de son insertion sur le col utérin.

L'idée d'utiliser le glissement de la vessie sur l'utérus, glissement rendu possible par la présence de tissu cellulaire lâche à ce niveau, a été reprise depuis lors par plusieurs auteurs.

C'est ainsi que Bruny a décrit comme personnel un procédé dont le temps essentiel est le décollement de la vessie et de l'utérus. Nous ne pouvons nous attacher à la description de cette technique, exposée un peu longuement par son auteur, et d'ailleurs trop voisine de celle de Jobert pour constituer à notre époque autre chose qu'un procédé d'exception. Mais l'autoplastie par glissement n'a pas été uniquement représentée par des techniques se rattachant d'une manière aussi complète au procédé initial de Jobert.

Quénu et Freund ont proposé des méthodes qui méritent d'être connues.

Procédé de Quénu. — La technique dont il s'agit ici n'est destinée qu'à résoudre des cas particuliers, ceux où l'on est en présence d'un utérus non abaissable avec fistule juxtacervicale.

On commence par séparer par une incision vaginale le

col utérin de la lèvre supérieure de la fistule. Les bords de la fistule sont alors dédoublés de manière à permettre une bonne libération de la paroi vésicale. Il reste à faire une incision transversale sur le col, de manière à pouvoir rabattre un lambeau susceptible de s'appliquer sur la fistule après sa fermeture.

Ces diverses incisions étant faites, on pratique les sutures de la manière suivante :

Fermeture de l'ouverture vésicale par une série de sutures ne prenant pas la muqueuse, puis suture du lambeau cervical avec les parties antérieures et latérales de la perte de substance vaginale.

Procédé de Freund. — Freund dans deux cas où il était impossible d'abaisser l'utérus pour combler avec le col la perte de substance vésico-vaginale, fit basculer le corps à travers une incision faite dans le cul-de-sac postérieur. La face postérieure de l'utérus retourné vint s'appliquer contre la fistule et elle fut suturée dans cette position.

Pour permettre l'écoulement des règles, Freund fit une large incision au fond de l'utérus. Dans les deux cas, les suites furent bonnes.

Procédé de Lannelongue. — On peut rapprocher des procédés précédents une technique ingénieuse que le professeur Lannelongue mit à profit dans un cas intéressant. Il s'agissait d'utiliser le prolapsus de la muqueuse vésicale pour tenter la réfection d'une cloison vésico-vaginale complètement détruite.

Voici d'ailleurs *in extenso* cette intéressante observation :

Mme X...., âgée de 36 ans, accouchait à Soissons le 14 juillet 1872; le travail qui avait commencé à neuf heures du matin, nécessita, dans la soirée, trois applications de forceps. La dernière eut lieu à minuit. Quelques jours plus tard se déclarait la perforation qui la décida à venir à Paris réclamer des soins. L'examen que nous pratiquons nous fait constater une énorme solution de continuité, comprenant presque toute la parol antérieure du vagin et une partie de sa parol latérale. Dans le sens antéro-postérieur, elle s'étend, en effet du col uté-rin réduit à quelques tubercules jusqu'à 0 m. 02 ou 0 m. 03 environ de l'orifice de l'urèthre.

En réalité, la paroi vaginale antérieure est réduite à une bande transversale de la largeur indiquée, et qui supporte pour ainsi dire le canal uréthral.

Sur les côtés et en avant la fistule a pour limites les branches ischio-pubiennes et à ce niveau, toutes les parties molles faisant défaut, c'est le périoste de ces os qui limite la solution de continuité.

Un peu plus en arrière la fistule est limitée par les parois latérales du vagin, qui forment comme un croissant sur son bord postérieur. Le bas-fond vésical et la portion du vagin qui lui correspond étaient donc détruits. Il ne fallait pas dès lors s'attendre à trouver l'orifice des uretères dans la vessie. L'un et l'autre en effet s'ouvraient dans le vagin; le droit contre la branche osseuse ischio-pubienne; celui de la gauche dans l'angle de la fistule.

Par l'orifice fistuleux s'échappait la paroi postérieure de la vessie, qui s'engageant dans le vagin apparaissait à la vulve, qu'elle dépassait sous forme d'une tumeur rouge du volume d'un œuf de pigeon.

La malade porte sur sa figure l'empreinte d'une anémie très prononcée. Elle est pâle, les muqueuses oculaires et conjoncti-vales sont décolorées; ses traits expriment la souffrance et témoignent du dégoût que lui inspire sa situation.

Je fis précéder l'opération, que je pratiquai le 26 décembre 1872

d'un temps préliminaire, indispensable au succès de l'entreprise;
il avait pour but de replacer dans la vessie elle-même l'orifice
des uretères, qui s'ouvrait dans le vagin. Ce temps fut exécuté
à l'aide d'une chaîne d'écraseur introduite au moyen d'une
aiguille dans le canal de l'uretère. Après avoir parcouru un
trajet d'un centimètre environ, l'aiguille fut poussée dans la
vessie, et je pratiquai alors, à l'aide de la chaîne, la section de
la paroi supérieure de l'uretère dans une étendue d'un centimètre. Je fis cette manœuvre sans crainte, m'étant plusieurs
fois assuré avec un stylet du trajet parcouru par l'uretère dans
l'épaisseur de la paroi vaginale elle-même. Le 26 décembre,
j'exécutais l'opération proprement dite. Elle se composa d'un
avivement suivi de l'affrontement des parties, puis de la suture
de ces parties avivées.

L'avivement fut fait d'une part sur la vessie, d'un autre côté
sur la partie antérieure du vagin. Sur la vessie, j'avivai le prolapsus lui-même à une distance de la lèvre supérieure de la
fistule, suffisante pour qu'entre cette partie avivée et la lèvre
postérieure de la fistule, il y ait assez pour combler toute la
fistule. La muqueuse vésicale elle-même fit tous les frais
de cet avivement, lequel se présenta sous la forme d'une
bande transversalement dirigée d'un centimètre environ de
longueur et allant de l'un à l'autre des angles latéraux de la
fistule. Les parties avivées furent mises en présence, et le
contact fut maintenu à l'aide de onze points de suture métalli-
que : huit jours après j'enlevai ces fils.

C'est le résultat de cette opération, faite il y a deux mois, que
je vais décrire maintenant. La perforation a été comblée entiè-
rement par l'opération. Tous les points de suture avaient bien
tenu.

Mais je tiens à dire quels sont mes regrets de n'avoir pas fait,
pour le second uretère, ce que j'avais fait pour le premier. Le
premier, en effet, celui dont j'ai déplacé l'ouverture dans le
temps préliminaire de l'opération, fonctionne parfaitement ;
mais le second, celui dont l'ouverture était placée sur le triangle

de la lèvre postérieure, avec la paroi latérale, celui-là n'a pas été ramené dans la vessie, il s'ouvre encore aujourd'hui dans le vagin. Je me propose, sous peu de jours, de faire une tentative dans le but d'achever la guérison.

Pour terminer ce qui a trait au manuel opératoire, j'ajouterai que pendant le cours de l'opération, je dus pratiquer un débridement sur le vagin afin de permettre à la partie antérieure de ce conduit d'aller rejoindre un angle de la paroi vésicale avivée.

L'examen actuel de la malade démontre que le lambeau vésical qui comble la perforation est épais, résistant, légèrement proéminent dans le vagin où il forme un relief de couleur plus foncée que le reste de la paroi vaginale.

Cet examen serait incomplet si je ne le faisais suivre de celui de la cavité vésicale.

Incontestablement la capacité du réservoir de l'urine est amoindrie chez cette femme, puisqu'on lui a soustrait une partie de la paroi qui limite sa surface. Mais le rapport de cette partie utilisée à la confection du vagin, au reste de la paroi vésicale, n'était pas de nature à inspirer de crainte à ce sujet.

Et en effet, une sonde de femme introduite dans la vessie se meut librement et avec beaucoup d'aisance dans la nouvelle cavité, à ce point de vue je n'accorde pas d'importance à ce fait que la malade retient ses urines pendant plus d'une heure lorsqu'elle est couchée. car on ne doit pas oublier que chez elle le col de la vessie fait défaut. Il avait disparu en effet avec le bas-fond de cet organe, et l'avivement que je pratiquai sur le vagin, le jour de l'opération, arrivait presque à la vulve.

Tel est le résumé de ce fait qui démontre la possibilité de restaurer le vagin par la voie que j'ai indiquée; et bien qu'il me reste pour achever la cure de remédier au petit orifice qui existe encore aujourd'hui, je n'hésite pas à penser que ce procédé trouvera des indications plus précises dans des cas moins compliqués que celui-ci.

Procédé de Sims. — Ainsi que nous l'avons dit dans l'historique, ce que l'on appela d'abord en France le procédé américain était la technique importée par Bozeman. Mais cette technique n'était qu'une modification d'ailleurs très légère, ainsi que nous le verrons, de la méthode de Sims.

Sims plaçait ses malades dans le décubitus latéral gauche, la cuisse droite un peu plus fléchie que la gauche. Une de ses valves déprimait fortement la paroi vaginale postérieure.

Dans ces conditions, les bords de la fistule sont saisis avec un petit tenaculum ou une pince à griffes et l'avivement pratiqué avec de longs ciseaux ou un bistouri. Cet avivement ne doit pas porter sur la muqueuse vésicale ni sur le bord même de la fistule, mais sur la surface voisine, de manière à former une plaie circulaire, taillée en biseau aux dépens de la muqueuse vaginale. Il faut avoir bien soin d'aviver dans tout le pourtour de la fistule ; c'est de là que dépend en grande partie le succès définitif.

La surface avivée, comme on vient de le dire, doit avoir de 8 à 10 millimètres de largeur ; elle doit atteindre le bord vésical de la fistule sans que la muqueuse de la vessie elle-même ait été intéressée. L'ensemble de la plaie circulaire doit présenter l'aspect d'un entonnoir très évasé.

Les sutures sont passées soit avec de petites aiguilles très courtes, montées sur un porte-aiguille, soit avec une aiguille à manche, mais il est alors nécessaire d'en posséder plusieurs, car une seule courbure et une seule dimension ne sauraient suffire à exécuter une suture assez difficile en somme.

On se sert généralement de fil d'argent conformément au conseil de l'auteur du procédé. Ces fils sont passés soit directement, soit par l'intermédiaire d'une anse de soie qui sert à les entraîner. Il faut prendre la précaution que les fils sortent à une certaine distance du liséré vésical, de manière à ce qu'aucun fil ne soit exposé à faire saillie dans la vessie. La torsion des fils métalliques était faite par Sims à l'aide d'une instrumentation fort compliquée, mais on peut aisément la faire par les procédés ordinaires, à condition d'avoir su abaisser suffisamment la fistule.

Procédé de Bozeman. — Il s'en faut que les diverses modifications apportées par Bozeman au procédé de Sims aient été toutes également heureuses. Bozeman remplaçait la position latérale de son prédécesseur par la position genupectorale, assurément très commode pour l'opérateur, mais ayant l'inconvénient de demander une table d'opération spéciale. D'autre part il conseillait un avivement portant sur toute l'épaisseur de la fistule, c'est-à-dire intéressant la muqueuse vaginale elle-même.

Enfin la suture par torsion de Sims était remplacée par un mode de suture, dit en bouton, qui consistait dans la réunion sur une plaque de plomb de tous les fils repérés chacun à l'aide d'une petite plaque ronde percée d'un trou, appelée ajusteur.

Cette plaque avait, au dire de l'auteur, entre autres avantages, celui de protéger la paroi vaginale sur laquelle étaient faites les sutures. Il faut convenir qu'un pareil procédé de protection s'arrangerait mal des nécessités de la chirurgie moderne.

Procédé de Simon. — Simon plaçait ses malades dans la position appelée par lui sacro-dorsale. Dans cette position, le sacrum est plus élevé que l'abdomen et la poitrine, les cuisses sont en flexion forcée et écartées assez fortement.

Le col utérin était abaissé à l'aide de plusieurs fils. Quand l'utérus était fixé par des adhérences en position haute, ou que la fistule était située très bas, Simon employait la valve de Sims. L'avivement était fait en forme de cône profond dont la base serait vaginale. L'étendue des surfaces rafraîchies mesurerait environ 6 à 8 millimètres.

Simon faisait cet avivement en deux temps. Dans le premier, à l'exemple de Jobert, il avivait toute l'épaisseur de la cloison, dans le second il faisait un avivement annulaire superficiel de la muqueuse vaginale.

Les sutures étaient faites avec des fils de soie, en deux plans, l'un de soutènement, l'autre d'affrontement (1).

Procédé de Amabile. — Un chirurgien italien a proposé en 1874 une méthode qui n'eut guère d'avenir et que nous citons ici surtout à cause de son originalité. Il remplaçait l'avivement par une simple cautérisation des bords de la fistule, faite à l'aide de l'acide nitrique. La

(1) Gustave Simon, Zur Heilung der Blasen-Scheidenfisteln. Giessen, 1851.

réunion était faite ensuite par une suture spéciale exécutée avec des griffes de son invention (2).

Verneuil qui s'intéressa quelque temps à ce procédé, remplaça l'acide nitrique par le thermocautère et employa au lieu des griffes spéciales, de simples fils d'argent.

Procédé de Dieffenbach. — Avec Dieffenbach nous entrons dans une voie chirurgicale nouvelle, celle du dédoublement.

Il est vrai que le dédoublement tel qu'il l'employa n'avait pas encore la simplicité qu'il a pris depuis. L'opérateur commençait par un avivement des bords de la fistule assez semblable à celui que pratiquait Jobert. Ce n'est qu'après ce premier temps que l'on séparait la lèvre vaginale de la lèvre vésicale, de manière à obtenir une mobilisation suffisante des tissus et un large affrontement.

On doit reconnaître que la première opération de Dieffenbach ne fut pas suivie d'un succès immédiat et qu'il fallut faire deux interventions consécutives ; mais telle quelle, il est incontestable que la nouvelle technique représentait un sérieux perfectionnement des procédés antérieurs (1836).

En 1839, Hayward, de Boston, reprit sensiblement la même technique. Comme dans le procédé de Dieffenbach, l'opérateur commença par un avivement circulaire de la fistule, et c'est alors seulement que le dédoublement fut effectué. La caractéristique du procédé d'Hayward est

(2) Il Movimiento medico-chirurgico, août, sept., oct., 1874, Il Morgagni, janv., fév., mars, avril 1875.

dans ce fait que les sutures respectaient la paroi vésicale
et qu'il parut suffisant pour l'occlusion de réunir les deux
lèvres vaginales du dédoublement.

Procédé de Gerdy. — En 1841 Gerdy recourait en
France à un procédé plus semblable encore à ce que
nous considérons comme le véritable procédé de dédoublement.

Il se contenta de parti pris de disséquer en deux lèvres
la muqueuse vaginale et d'affronter les deux surfaces
ainsi creusées. Aucune tentative ne fut faite pour aviver
le pourtour de la fistule et l'on ne plaça pas de points sur
l'ouverture vésicale.

Procédé de Duboué. — Bien qu'après Gerdy, Alph.
Robert et Collis de Dublin aient suivi des techniques
sensiblement identiques, il ne semble pas que le procédé
dont nous parlons ait eu de nombreux imitateurs.

En 1864, Duboué de Pau tailla des lambeaux qui
étaient séparés jusqu'à la ligne qui correspond à la limite
de la surface d'avivement dans le procédé américain.

La muqueuse vaginale était ensuite abrasée de chaque
côté de l'orifice au niveau du point d'union des deux
lambeaux.

En rapprochant les deux valves, les parties correspon-
dant à la perte de substance elle-même formaient une
saillie dans la cavité vaginale, tandis que latéralement
les surfaces cruentées des commissures se recouvraient
simplement.

Duboué comme tous les chirurgiens de son époque qui
recherchaient ailleurs que dans l'infection la cause de
leur échecs chirurgicaux, inventa, lui aussi, son procédé

de suture. Il est inutile de le rapporter ici ; ce sont là des survivances d'un autre âge qui n'ont rien à faire dans une discussion de procédés modernes.

C'est à partir de Duboué que la méthode du dédoublement entra modestement dans la pratique. Les commencements furent pénibles et l'on peut dire que c'est seulement depuis l'initiative prise en 1896 par Ricard que cette technique tend à se généraliser.

La méthode que défendait Ricard avait ceci de caractéristique qu'elle rejetait tout avivement du pourtour de la fistule et que surtout elle s'abstenait de toute tentative de réunion de l'orifice vésical.

Procédé de Braquehaye. — Dans ce procédé on incise la muqueuse vaginale circulairement à une certaine distance de la fistule, on dissèque ainsi un ilot de muqueuse de la périphérie au centre, et on s'arrête lorsqu'on est arrivé auprès de l'orifice anormal. La collerette ainsi formée, relevée et suturée en bourse, forme un premier plan de suture ; la surface vaginale avivée, suturée comme à l'américaine, forme un deuxième plan ; on a ainsi deux étages, celui de la collerette et celui de la muqueuse vaginale, qui se renforcent l'un l'autre et forment une occlusion très solide.

Procédés occlusifs. — En 1832, Vidal de Cassis eut l'idée de traiter les cas désespérés par l'occlusion de la vulve. Ses tentatives ne furent ni heureuses, ni concluantes. Sa technique était fort simple puis qu'elle consistait à suturer les grandes lèvres après avivement.

Plus tard Bérard en 1845, puis Simon pensèrent qu'il était plus pratique d'occlure le vagin. Cette occlusion se faisait à la faveur d'un avivement circulaire assez facile à exécuter en général, la seule précaution recommandée étant de ne pas pénétrer dans les organes creux voisins.

B) Voie ischio-rectale

Michaux, au 6ᵉ congrès de chirurgie, préconisa une voie qui avait déjà trouvé son application dans l'ouverture des collections de l'espace pelvirectal supérieur, mais que l'on n'avait jamais avant lui eu l'idée d'appliquer à une autoplastie vaginale.

Son but était de se donner du jour en fendant latéralement le vagin après incision large de la fosse ischiorectale.

En principe il faut attaquer par la fosse ischio-rectale la plus proche de l'orifice vésico-vaginal. On mène alors une incision antéro-postérieure faite parallèlement au sillon interfessier et ayant une longueur de 10 centimètres environ. Dès que l'on est dans la graisse ischiorectale, on la décolle jusqu'à découvrir complètement la face inférieure du releveur.

On se repère alors par rapport au vagin, puis on ponctionne ce conduit en faisant une ouverture assez grande pour permettre un traitement facile de la fistule. Michaux dit même que l'on pourrait sans inconvénient fendre la paroi latérale du vagin jusqu'à la vulve.

Il est difficile de nous étendre ici sur la valeur pratique de ce procédé, car Michaux n'eut l'occasion de le pratiquer qu'une seule fois.

C) Voie sus-pubienne

Procédé de Trendelenburg. — Trendelenburg fut le premier à attaquer les fistules vésico-vaginales par l'intérieur de la vessie. Il avait comme but de traiter par cette voie surtout les pertes de substance haut situées et difficilement abaissables. Il préconisa l'incision transversale de la paroi abdominale. Il est bien certain que cette manière de faire donne un jour beaucoup plus grand que l'incision verticale, mais il faut convenir qu'elle expose peut-être plus que cette dernière aux éventrations consécutives.

L'incision de la paroi abdominale étant faite, on refoulera en haut, s'il y a lieu, le cul-de-sac péritonéal. La vessie sera ouverte soit sur un cathéter, soit sur un doigt introduit par le vagin, soit à l'aide d'un ballon de Pétersen mis dans le rectum.

Il est difficile de bien s'éclairer pour la partie intravésicale de l'opération. L'emploi d'une petite lampe électrique dans certains cas, dans d'autres l'usage des valves de Bazy, permettra de traiter avec une sécurité suffisante la perte de substance vésico-vaginale.

On peut alors se contenter d'un simple avivement et d'une suture. On peut d'autre part tenter de faire mieux en dédoublant les bords de la fistule en un plan vésical et un plan vaginal.

Dans cette hypothèse, chacun des orifices est fermé par un système propre de sutures.

Procédé de Bardenhauer. — Bardenhauer crut pouvoir plus aisément dédoubler la paroi vésico-vaginale en allant, à l'aide d'une laparotomie, en arrière de la vessie. Mais craignant d'infecter la cavité péritonéale il conseillait de faire une laparotomie sous-séreuse.

Procédé de Dittel. — Ce procédé ressemble à celui de Bardenhauer en ce sens que la cure radicale se fait à la faveur d'une laparotomie. Il en diffère parce que la voie transpéritonéale est préférée par Dittel.

CHAPITRE IV

Valeur comparée des diverses méthodes.

A notre époque le nombre des méthodes qui restent
en présence est limité. Quand on lit les observations
publiées dans ces dix dernières années, on se rend compte
que cinq manières de procéder sont seules employées :

1° L'occlusion du vagin ;

2° La méthode sus-pubienne ;

3° La méthode américaine ;

4° La méthode de Braquehaye ;

5° La méthode de dédoublement.

Certaines techniques se sont éliminées d'elles-mêmes
à l'usage. Il n'est plus question aujourd'hui de l'élytroplastie telle que la pratiquait Jobert (de Lamballe). Bien
que Setkine (de Moscou), et Péan (1), aient tiré de procédés assez analogues des résultats appréciables, il
semble bien établi qu'il s'agissait là de cas exceptionnels
auxquels des techniques exceptionnelles elles-mêmes,
étaient seules adéquates.

(1) Voir Legueu, Traité médico-chirurgical de gynécologie,
p. 309.

La cystoplastie par glissement du même Jobert préparait évidemment la voie à la confection des larges lambeaux utilisés dans le dédoublement, mais il est trop évident que, dans notre état d'information actuelle, la mobilisation de la paroi vaginale est obtenue à bien moins de frais que par le glissement, pour qu'il soit nécessaire de s'arrêter bien longtemps à cette méthode.

Les techniques de Lannelongue, de Dudley, de Fergusson, sont, de toute évidence, des techniques exceptionnelles.

Si ingénieuses qu'elles paraissent, elles ne peuvent être considérées que comme d'intéressantes innovations qu'un chirurgien doit connaître, mais qu'il ne peut se proposer d'employer *à priori* et indistinctement dans tous les cas.

Il est intéressant de se demander si la voie ischio-rectale mérite d'être mise en parallèle avec les autres voies d'accès des fistules vésico-vaginales. Bien entendu, il ne peut s'agir d'atteindre de cette façon, que les fistules haut situées, inaccessibles au premier abord par les voies naturelles. Et c'est à une étroitesse congénitale ou acquise du vagin que l'on aura affaire dans l'immense majorité des cas où le problème se posera.

Or, ce que nous savons de la chirurgie vaginale nous montre que dans aucun cas l'étroitesse du vagin ne doit être considérée comme une contre-indication absolue d'agir par ce conduit.

Sans parler de l'assouplissement tel que le pratiquait Sims, sans parler des olives de Bozeman, il est bien certain que le débridement latéral vulvo-vaginal, tel que le conseille Chaput pour l'hystérectomie, donne un accès toujours assez large pour atteindre la fistule et la mobiliser.

Il n'est pas indifférent d'ailleurs, d'ouvrir vers un point infecté, d'où partira forcément une inoculation septique, la large tranche de tissu cellulaire que représente la fosse ischio-rectale. Deux débridements latéraux donneront plus de jour, avec moins de danger d'hémorrhagie et d'infection, qu'une incision profonde telle que la conseille Michaux.

Ces éliminations nécessaires étant faites, il nous reste à choisir entre les cinq procédés cités plus haut

Le *colpocleisis* (fermeture du vagin) et *l'épisiorrhaphie* (fermeture de la vulve) apparaissent à plusieurs auteurs comme la dernière ressource du chirurgien au cas où les méthodes les plus usuelles (l'américaine et le dédoublement) ont échoué.

L'avivement circulaire du conduit vulvo-vaginal semble facile, et les sutures sont rendues d'autant plus aisées qu'on peut placer le plan de réunion aussi bas qu'on le veut.

Malheureusement de nombreuses et lourdes objections peuvent être faites au procédé.

La rétention des règles est une complication non négligeable : le sang séjourne longtemps sous forme de caillots dans le cul-de-sac vaginal créé du fait de l'opération. Ces caillots infectés par un utérus qui n'est jamais indemne, donnent lieu à des douleurs, à des ulcérations du vagin qui rendent souvent, au bout de quelques mois, la situation intenable.

Le vagin, en contact avec une urine forcément infectée, s'incruste et s'emplit de calculs. L'utérus réagit à son tour, des métrites aiguës se déclarent, suivies elles-mêmes souvent de salpingites graves.

Mais les complications les plus constantes et les plus sérieuses en même temps, sont celles de l'arbre urinaire. Toutes les malades dont le conduit vaginal est fermé, ont de la cystite, et souvent l'infection se propage plus haut, donnant lieu à des pyélonéphrites parfois mortelles.

Inutile d'insister sur l'impossibilité à peu près absolue du coït et sur l'impossibilité radicale de la fécondation.

En somme, on achète bien cher une guérison précaire, et il faudrait être bien sûr, avant de recourir à l'occlusion du vagin, qu'il n'existe pas de méthode donnant dans des cas aussi difficiles des résultats plus satisfaisants.

Si l'on cherche dans les publications contemporaines des renseignements sur la valeur curative de l'occlusion vaginale, on est vite déçu.

Le 10 octobre 1900, Ricard communique à la Société de chirurgie une observation où l'on voit qu'après six interventions par des procédés variés, l'occlusion du vagin fut employée comme suprême ressource. Cette dernière opération supprima la fistule, mais la malade fut rapidement en proie à des phénomènes douloureux dus à la formation de calculs. Il fallut rouvrir le vagin et recourir à la méthode de dédoublement.

Dans une observation inédite publiée à la fin de cet ouvrage et à laquelle Ricard fit allusion à la Société de chirurgie le 13 novembre 1901, on voit qu'après douze opérations successives la fermeture du vagin fut effectuée. Le résultat fut le même. Des accidents aigus obligèrent à détruire l'occlusion vaginale et à employer le dédoublement.

Le 10 octobre 1900, Bazy déclare très haut que dans le cas de fistule vésico-vagidale et même de destruction de la paroi vésico-vaginale, la plus mauvaise opération est l'occlusion du vagin. Le même auteur rapporte qu'il a été dégoûté à jamais de ce mode d'intervention par les accidents graves qu'il a vus survenir chez des malades ainsi opérées dans le service du professeur Richet dont il était alors le chef de clinique. Il ajoute que par le procédé du dédoublement, il n'est pas de cas, en apparence désespérés, qu'on ne puisse guérir.

Nous ne saurions rien ajouter à de pareilles constatations, et on peut dire que, dès maintenant, la cause de l'occlusion vaginale est entendue.

La cure radicale par la voie sus-pubienne a donné dans les mains de chirurgiens particulièrement expérimentés d'incontestables succès. Dans la statistique donnée par Martin (1) on trouve que 14 tentatives ont donné deux insuccès, un succès partiel et 11 guérisons. Il faut de plus considérer que ces guérisons ont été obtenues dans des cas graves, en présence desquels la méthode américaine s'était montrée ou impraticable ou impuissante. Mais on doit reconnaître que la technique en est difficile, que la profondeur à laquelle on opère rend les manœuvres des

(1) Ch. Martin, Thèse de Paris, 1897.

plus malaisées, enfin qu'il est inévitable par la cystotomie de laisser des fils vésicaux qui, d'une manière à peu
près fatale, donneront naissance à des calculs.

Il est vrai que Bardenhauer et Dittel ont, l'un par la
voie sous-péritonéale, l'autre par la voie transpéritonéale,
dédoublé la cloison vésico-vaginale et que dans une
certaine mesure on peut de cette manière placer des fils
ne faisant pas saillie dans la cavité vésicale. Mais il nous
semble bien que, comme l'ouverture vésicale doit être
fermée directement, il sera la plupart du temps bien difficile de placer sur elle des fils n'exposant pas à ces concrétions et à ces calculs qu'il est si désirable d'éviter.

A quoi bon en somme compliquer inutilement les
choses? L'expérience a montré plusieurs fois que la cure
radicale par la voie sus-pubienne ayant échoué, la méthode du dédoublement a réussi : témoin l'observation
citée par Ricard à la Société de chirurgie le 10 octobre
1900 et l'observation n° IX que l'on trouvera plus loin.

La véritable rivale de la technique du dédoublement
est la méthode américaine. Il nous paraît cependant
qu'on peut faire à cette dernière des objections décisives.

Dans la méthode américaine, on enlève, à cause de l'avivement oblique, une certaine quantité de tissu à la cloison
recto-vaginale, et cette ablation dans des tissus aussi
rétractiles est suivie d'un élargissement marqué.

A tout prendre cette perte peut être tenue pour négligeable lors d'une première opération, mais si un insuccès
se produit, c'est une nouvelle perte qu'il faut faire subir
à une paroi vaginale déjà trop petite. On voit par là à

quelles impossibilités matérielles conduisent des insuccès multiples.

Dans le procédé de dédoublement il n'y a pas de perte de substance, et au cas d'un insuccès, la malade se trouve toujours dans des conditions aussi bonnes qu'avant la première intervention.

D'autre part, la surface d'affrontement est dans le procédé américain forcément égale à la surface de l'avivement. Or, dans l'autre technique le même rapport est du double, et les chances de réunion sont ainsi considérablement augmentées.

Enfin, le reproche capital qui nous fait complètement rejeter la méthode américaine, c'est que dans tous les cas il y a des tiraillements au niveau des sutures. Les deux surfaces obliques créées par l'avivement ne s'affrontent pas sans une traction notable, et on sait ce qu'en chirurgie générale donnent de pareilles conditions de réunion.

C'est à dessein que nous ne parlerons pas de la difficulté opératoire. La technique de Sims demande des instruments spéciaux et délicats, alors que, grâce à l'abaissement et au dédoublement, l'outillage courant qui suffit pour une hernie inguinale suffit aussi pour une fistule vésico-vaginale même haut située.

Il nous reste à parler d'une technique nouvellement introduite dans les milieux chirurgicaux et dont il a été parlé à plusieurs reprises à la Société de chirurgie : celle de Braquehaye (1). Richelot la défendit pour la première fois le 10 octobre 1900. Braquehaye fit une communi-

(1) Braquehaye. Communication au Congrès de chirurgie de 1899.

cation sur le même sujet le 31 octobre de la même année. Enfin Richelot traita à fond la question le 20 novembre 1901 devant la même société savante.

Pour Richelot, le procédé de Braquehaye combine tous les avantages de l'américain et du dédoublement. Le retournement de la collerette donnerait une suture sans traction, et la suture de l'avivement vaginal fournirait un second plan de coaptation qui manque dans le dédoublement simple.

Sans répéter ce que nous avons dit plus haut, touchant l'impossibilité d'identifier le procédé de Braquehaye et le dédoublement, on nous permettra de faire remarquer que la suture de la collerette est difficile, faite sur des tissus mal nourris, et qu'elle n'offrira jamais la solidité et la large surface d'affrontement que donne le dédoublement. Quant à la suture de renforcement faite avec les surfaces vaginales, elle présentera tous les inconvénients dont nous avons parlé à propos du procédé américain : et il faut mettre ici en première ligne la diminution à chaque insuccès de la surface vaginale utilisable.

En somme, il semble bien que le procédé du dédoublement soit le seul qui convienne à tous les cas, et celui qui a donné dans les circonstances en apparence les plus désespérées, le plus de guérisons durables.

—————

CHAPITRE V

Procédé du dédoublement

Il nous reste à exposer le procédé que nous considérons comme le procédé de choix, celui du dédoublement.

Nous ne dirons rien de ses indications. Elles n'offrent rien de particulier, car, ainsi que nous le montrerons plus loin, la méthode que nous préconisons s'applique à tous les cas justiciables d'une intervention chirurgicale.

Les détails de la technique ci-dessous sont empruntés exclusivement à ce que nous avons vu faire dans le service de M. Ricard, à l'hôpital Saint-Louis.

Préparation de la malade. — Ce temps avait pris une grande importance depuis l'introduction en France du procédé américain. Il était légitime qu'à une époque où de larges débridements et des avivements étendus exposaient à des infections graves, on fût porté à rechercher l'assouplissement des parois vaginales et leur mobilisation par des moyens mécaniques lents, mais sûrs.

Aujourd'hui, nous ne sommes plus tenus aux mêmes

réserves. Il est préférable à tous égards d'agir vite et d'obtenir, en une seule séance, la séance opératoire elle-même, ce que de longues, nombreuses, et quelquefois douloureuses séances de dilatation ne donnaient d'ailleurs qu'incomplètement autrefois.

Il y a cependant des règles très précises qu'il est nécessaire d'avoir présentes à l'esprit avant de se lancer aveuglément dans une opération pour fistule vésico-vaginale.

La première est d'opérer assez loin de l'accident causal pour que toute trace de lymphangite ait disparu. C'est souvent pour avoir opéré dans des tissus infectés que des chirurgiens habiles et aseptiques ont enregistré de lamentables insuccès. On a coutume de dire d'après Hégar et Kaltenbach (1) que le moment le plus favorable à l'intervention dans les fistules consécutives aux accouchements est de la sixième à la huitième semaine. Nous ne pensons pas qu'il faille partager aveuglément l'opinion de ces auteurs. Si l'on examine une perte de substance vésico-vaginale d'origine obstétricale pendant les dix semaines qui suivent l'accident, on trouvera, dans la presque totalité des cas, une fistule non cicatrisée, et des tissus engorgés, gonflés, presque fatalement envahis par la lymphangite.

A notre avis il faut donc savoir attendre davantage, c'est-à-dire jusqu'au moment où des examens répétés ne montrent plus aucun progrès dans la fermeture spontanée ou la cicatrisation.

---

(1) Hégar et Kaltenbach, Traité de gynéc. opératoire. Traduction française de la deuxième édition, par Paul Bar.

La seconde règle qu'il est indispensable d'observer pour faire une opération utile, est de combattre la cystite que l'on observe d'une manière à peu près constante. De larges irrigations à l'eau stérilisée, répétées pendant plusieurs jours, permettront dans tous les cas d'obtenir un résultat satisfaisant.

Position de la malade. — On peut dire maintenant que la période des positions anormales est terminée. Il n'est plus question, du moins chez nous, de la position génupectorale de Bozeman, ni de la position latérale chère à Sims. Le mieux est la position que Simon appelait sacro-dorsale, et qui consiste à mettre la malade sur le dos en lui relevant extrêmement le sacrum de manière à ce que le plan sur lequel repose le sujet soit plutôt un plan incliné qu'une table horizontale ordinaire. Il n'est pas besoin pour obtenir cette position, d'installation spéciale, quelques alèzes roulées, ou repliées plusieurs fois sur elles-mêmes, suffisent pour le relèvement du sacrum.

Pour maintenir les membres inférieurs, il est suffisant d'avoir des aides qui placent les cuisses en flexion forcée sur le bassin. Mais outre que cette position est assez pénible à maintenir pour un aide, il y a souvent des cas où le nombre des aides disponibles étant limité, il est plus commode et plus sûr de recourir à un procédé mécanique. Or, il faut savoir que comme procédé mécanique les porte-cuisses, forme béquille, en usage dans la plupart des services sont des instruments déplorables. Il faut fixer les cuisses et les jambes le long de tiges dont la coudure rentrante, vers la tête de la malade, soit telle que les membres inférieurs étant placés en flexion forcée sur le bassin, on n'ait à se préoccuper ni des cuisses ni des jambes dans le champ opératoire.

Asepsie de la malade. — Un savonnage soigné de la vulve, du vagin et des parties cutanées voisines sera fait la veille de l'opération. Il est inutile de tamponner le vagin à la gaze stérilisée, car l'urine drainée dans le vagin par les mèches de gaze constituerait plutôt une cause d'infection. Il vaut mieux laisser le vagin largement ouvert de manière à ce que l'urine s'écoule facilement au dehors.

Avant l'opération elle-même, le savonnage sera fait de nouveau. On le fera suivre d'une large et prolongée irrigation à l'eau stérilisée. Il nous semble inutile d'accumuler dans le vagin tous les antiseptiques conseillés par les divers auteurs. Ces antiseptiques sont au moins inutiles si la surface muqueuse sur laquelle on va opérer a été bien détergée par un savonnage attentif.

Asepsie des aides et des instruments. — Il n'y a rien de spécial à dire ici : compresses stérilisées à l'autoclave, instruments passés au Poupinel ou à l'autoclave (si l'on en possède horizontal, et muni d'une trompe aspirante), mains lavées à l'eau stérilisée pendant 10 minutes et passées à l'alcool, tout est là pour assurer une bonne asepsie, et rien de cela n'est spécial à la technique chirurgicale dont nous nous occupons.

Anesthésie. — Nous conseillons l'anesthésie par l'éther ou le chloroforme. Il est possible, évidemment, d'employer la cocaïne lombaire, mais il ne nous semble pas que la preuve de son innocuité soit suffisamment faite pour qu'on ait actuellement le droit de la préférer à des modes d'anesthésie qui ont fait leurs preuves depuis tant d'années.

Abaissement de la fistule. — Tout étant prêt, et les champs opératoires étant mis en place, on commencera par chercher à abaisser le plus possible la fistule. Pour cela, il est bon de se donner du jour avec des valves assez larges, mais courtes, car il ne faut pas que la longueur exagérée des valves introduites dans le vagin soit elle-même une cause de non-abaissement de la perte de substance.

En s'y prenant avec douceur on arrive, ainsi que nous l'avons vu dans plusieurs cas opérés devant nous, à faire descendre la fistule à la vulve.

Dédoublement. — La fistule étant maintenue abaissée par des pinces à traction que tiennent deux aides latéraux (car il faut deux aides), on amorce le dédoublement d'abord sur la lèvre supérieure de la perte de substance en incisant à la limite de la muqueuse vaginale. Des deux côtés de la fistule l'incision ainsi commencée est prolongée sur une longueur d'autant plus grande que la perte de substance à combler est plus considérable. On dédouble alors la paroi vésico-vaginale dans toute l'étendue de l'incision ainsi faite. On ne s'arrête que lorsqu'on est maître d'un lambeau large et haut, facilement abaissable.

La même manœuvre est répétée sur la lèvre inférieure de la fistule.

Sutures. — Elles sont faites avec des fils métalliques. Dans le service de M. Ricard, on emploie volontiers le fil de bronze d'aluminium, meilleur marché et aussi ductible que le fil d'argent.

On se sert d'une aiguille ordinaire, l'aiguille de Doyen par exemple. Il est bien entendu qu'une aiguille de Reverdin courbe fera aussi bien l'affaire.

Les fils sont passés à la base de chaque lambeau de manière à traverser cette base au niveau du sommet de l'angle dièdre formé par l'union des surfaces cruentées vaginale et vésicale.

Quand les fils sont serrés, les deux lambeaux coaptés font un bourrelet saillant dans la cavité vaginale.

Le vagin est alors tamponné à la gaz stérilisée et une sonde de Pezzer ou de Malécot est placée à demeure dans l'urèthre, cette sonde ne devant pas être fermée, mais au contraire ouverte librement à l'extérieur dans un vase contenant un liquide antiseptique.

Soins consécutifs. — A toutes les époques, on s'est préoccupé de la position à donner à la malade après l'opération. Nous avons vu plus haut que Vitrac de Bordeaux avait recommandé le décubitus ventral, tant pour guérir spontanément les petites fistules que pour aider à la cicatrisation opératoire des moyennes et des grandes. Lors de la discussion qui eut lieu à la Société de chirurgie sur les fistules vésico-vaginales le 10 octobre 1900, on vit se manifester des opinions du même genre. Il est vrai que l'on ne recommandait pas la position ventrale, trop pénible à conserver, mais le décubitus latéral, tantôt sur un côté, tantôt sur un autre. Mais cela même est complètement inutile ainsi que l'expérience de Ricard et de bien d'autres chirurgiens le montrent. Nous ne connaissons en effet aucun insuccès qui soit imputable à la position prise par la malade après l'opération.

Les seuls soins consécutifs qui méritent d'arrêter l'attention sont les soins vaginaux et vésicaux.

Du côté du vagin le tamponnement d'abord très serré sera remplacé dès le deuxième jour par un tamponnement beaucoup plus lâche. Ce pansement sera refait tous les deux jours jusqu'à l'ablation des fils.

Du côté de la vessie, il y eut discussion à la même séance de la Société chirurgie sur l'opportunité de la sonde à demeure. Les uns défendaient le cathétérisme intermittent, les autres tenaient pour la sonde de Pezzer ou de Malécot changée tous les trois ou quatre jours.

Il nous semble hors de doute que le cathétérisme répété de la vessie constitue une double chance de traumatisme et d'infection dont le maintien ne peut être qu'une cause fréquente d'insuccès.

La sonde à demeure, au contraire, à condition qu'on ne la laisse pas être une cause d'infection pour la vessie, c'est-à-dire à condition qu'on la change tous les trois ou quatre jours, n'offre aucun de ces inconvénients. On aura soin d'empêcher toute formation de concrétions phosphatiques en lavant deux fois par jour la vessie avec de l'eau stérilisée, et on empêchera la vessie de distendre les sutures, en se mettant en tension, par une surveillance continue de la perméabilité de la sonde. Dans le cas où la sonde s'obturerait, on y ferait une injection d'eau stérilisée avec une pression modérée. Si cette injection ne suffisait pas, on changerait purement et simplement la sonde.

Les fils seront enlevés du dixième au douzième jour et la sonde elle-même sera retirée deux jours après les fils.

CHAPITRE VI

Observations

OBSERVATION I

Th. Hoareau, Paris, 1896.

Fistule vésico-vaginale, après un accouchement laborieux. Opération. Guérison.

Malade venant du département des Basses-Pyrénées, elle entre eu mai 1890 à l'Hôtel-Dieu pour une fistule vésico vaginale remontant à dix-huit mois. Le vagin était rétréci, déformé, cloisonné par des brides et des adhérences, et presque tout entier transformé en tissu cicatriciel. Il était impossible de trouver l'orifice utérin, perdu au milieu des brides. Après plusieurs semaines de préparation, lavages boriqués, dilatation progressive par les olives de Bozeman, l'opération fut pratiquée.

Les brides et les parties fibreuses étant excisées, on constate la fixité et l'adhérence des tissus qui avoisinent la fistule. L'opérateur se trouve dans la nécessité de libérer par dissection les bords de l'orifice. Contre toute attente, étant donné la difficulté de l'opération et la nature cicatricielle des tissus, la réunion fut obtenue à la première tentative.

Observation II

Th. Hoareau, Paris, 1896.

Fistule vésico-vaginale à la suite d'une hystérectomie, abdomino-vaginale. Procédé d'avivement par dédoublement. Guérison.

Femme âgée de 42 ans, entre dans le service de M. Le Dentu. Elle est atteinte d'une fistule vésico-vaginale survenue à la suite d'un accouchement. Cette fistule résista à sept interventions. Au moment où M. Ricard voit cette malade, il constate que la fistule a des dimensions qui ne dépassent pas celles d'une tête d'épingle ; elle est située au niveau du bas-fond de la vessie, aux confins de l'urèthre et un peu sur la droite, au centre d'un tissu lisse, cicatriciel et très tendu.

Dissection de deux lambeaux mesurant chacun 'eux centimètres environ de surface ; deux points de suture. Guérison par première intention.

Observation III

Th. Hoareau, Paris, 1896.

Fistule vésico-vaginale petite et bas située. Opérations multiples préalables. Procédé d'avivement par dédoublement. Guérison.

Il s'agit d'un volumineux fibrome enclavé dans le petit bassin et remontant à l'ombilic. L'extirpation du fibrome fut pénible. Commencée par la voie vaginale, elle dut être terminée par la voie abdominale. L'étroitesse de la vulve, la rigidité et l'inextensibilité des parois vaginales, rendirent l'opération très laborieuse. M. Ricard, reconnaissant la difficulté de l'extirpation par les voies naturelles, dut recourir à la laparotomie qui permit de terminer très rapidement l'opération. Au quatrième jour, c'est à-dire après le retrait des pinces, il se produisit un écoulement abondant d'urine par le vagin, et la sonde vésicale à demeure cessa de fonctionner. Une large brèche vésicale s'était créée probablement à la suite d'une escharification de la paroi vésicale.

La malade quitta l'hôpital Necker conservant une large fistule. Deux mois après, M. Ricard l'opéra chez les Augustines de le rue Oudinot. Grâce à l'abaissement du vagin, l'opération fut très facile et la guérison s'ensuivit régulièrement.

Observation IV

Th. Hoareau.

Fistule haut située, consécutive à une hystérectomie vaginale. Nombreuses tentatives infructueuses de restauration. Procédé d'avivement par dédoublement : succès après un premier échec.

Jeune fille de 22 ans, opérée à l'hôpital international d'hystérectomie pour lésions annexielles. Une fistule vésico-vaginale qui résulte de l'intervention est avivée et suturée six fois pendant l'espace d'une année.

La malade est adressée à M. Ricard à l'hôpital Necker par le docteur Alexandre. A son entrée dans le service, on constate, à la partie la plus élevée du dôme vaginal, un orifice admettant facilement la pulpe du doigt : les bords sont nets et tranchants, la muqueuse vésicale, violacée, fait hernie.

L'abaissement de la fistule se fait sans difficulté. On dédouble la cloison vésico-vaginale en formant deux larges lambeaux vaginaux qu'on suture à l'aide de quatre fils d'argent.

L'état d'inflammation préalable de la vessie rend difficile le maintien de la sonde à demeure. Le quatrième jour, en l'absence du chirurgien, l'interne de service enlève les tampons,

retire deux fils et pratique un grand nettoyage du vagin au su·
blimé. La solution de sublimé pénètre dans la vessie et détermine une cystite des plus douloureuses.

On enlève les deux fils restant, et l'on fait de larges irriga·
tions boriquées.

La malade quitte l'hôpital exactement dans le même état
qu'avant l'intervention, c'était la septième qu'elle subissait.

Deux mois après, elle retourne à l'hôpital Necker où l'on·
constate que la fistule s'est singulièrement rétrécie et qu'elle est
réduite aux dimensions d'une plume de corbeau.

M. Routier revoit la malade et, après avoir pensé qu'il s'agit
d'une fistule de l'uretère, l'adresse à M. Ricard qui prenait en
ce moment la direction du service de M. Nicaise à l'hôpital
Laënnec.

L'examen attentif, pratiqué sur la table à spéculum, fait en
effet songer à une fistule de l'uretère, ouverte dans le vagin.
Une injection de lait poussée dans la vessie, pendant que le
vagin est maintenu béant, ne ressort pas dans la cavité vaginale.

L'opération est décidée, et M. Ricard se prépare à intervenir
pour une fistule urétéro-vaginale, s'expliquant les échecs suc·
cessifs par la nature de la fistule. Mais sous l'influence de
l'anesthésie et de l'abaissement de l'orifice, un large jet d'urine
sort par l'ouverture fistuleuse, et l'injection d'eau boriquée
pratiquée dans la vessie démontre à n'en pas douter, qu'il
s'agit d'une fistule vésicale et nullement urétérale.

Deux lambeaux sont disséqués et réunis par trois points de
suture au fil d'argent. Une sonde à demeure est mise dans la
vessie. Quelques phénomènes de cystite apparaissant, on fait
des lavages avec une solution de nitrate d'argent au 1/1000.

Ablation des fils le deuxième jour ; guérison définitive.

Observation V

Th. Hoareau.

Hystérectomie vaginale pour suppuration pelvienne. Fistule vésico-vaginale. Oblitération. Production d'un calcul vésical. Lithotritie. Récidive. Taille vésico-vaginale. Echec de la suture. Opérations multiples sans succès. Procédé d'avivement par dédoublement. Succès après un échec.

Mme P..., 38 ans, Espagnole, est opérée à Paris en 1894 pour lésions annexielles. A la suite de cette hystérectomie il se produit une fistule vésico-vaginale pour laquelle le chirurgien pratique quatre fois l'intervention, dont la dernière avec succès.

Cette malade, retournée à Madrid, est prise de douleurs vésicales intenses, occasionnées par un volumineux calcul phosphatique qui fut broyé par la lithotritie. Quelques mois après, récidive : nouvelle lithotritie. Devant une deuxième récidive, le chirurgien pratiqua une taille vaginale qui permit l'extraction facile du calcul, mais il ne put obtenir la réunion de la plaie opératoire. Six fois l'occlusion de cette plaie fut inutilement tentée.

Quand M. Ricard voit la malade, il constate que la fistule est assez haut située, présente l'aspect ovalaire à grand axe vertical ; ses bords sont réguliers et tranchants, son grand axe mesure deux centimètres, le petit qui est transversal de 10 à 12 millimètres.

La malade, pour des raisons personnelles, désire être opérée dans une maison de santé qu'elle désigne au chirurgien.

L'opération est simple. Les premières vingt-quatre heures se passent normalement sans fièvre ni douleurs. Mais le soir du second jour douleurs abdominales intenses, la sonde est oblitérée, la malade torturée par le besoin d'uriner, ne fait que

pousser des cris. On ne trouve rien de mieux pour la calmer
que de pratiquer inutilement des injections de morphine. Le
matin seulement la malade, à la suite d'une sensation de déchi-
rure, se trouve soulagée en même temps que son lit est inondé
d'urine.

La vessie distendue avait fait éclater la suture. M. Ricard
voit la malade après cet accident. La sonde est retirée, débar-
rassée d'un caillot qu'elle contenait et remise en place ; les tampons vaginaux sont renouvelés.

Mais l'urine continue à sourdre par le vagin ; à l'ablation des
fils, on constate l'échec de la suture

Après un séjour de six semaines aux bains de mer, la malade
revient à Paris se soumettre à une nouvelle intervention, c'est
la quatorzième qu'elle subit.

Les différents temps opératoires sont exécutés avec facilité
d'après la méthode décrite plus haut. Trois points de suture
suffisent. Les pansements sont mieux surveillés, et le dixième
jour, les fils retirés, on peut constater une réunion parfaite.

OBSERVATION VI

(Observation communiquée par M. Ricard à la Société
de Chirurgie, 10 octobre 1900)

*Fistule vésico-vaginale guérie par la méthode
du dédoublement.*

Mme X...., originaire du Vénézuéla, vient à Paris. Elle avait
subi sept opérations. Quatre de ces tentatives ont été faites à
l'étranger, les deux dernières sont dues à deux chirurgiens des
hôpitaux de Paris ; l'un avait attaché la fistule par la voie sus-
pubienne sans succès ; le second l'aborda par la voie vaginale ;
ayant échoué, il fit l'occlusion de la vulve. Cette dernière intervention supprima la fistule, mais à peine l'opérée était elle ren-
trée chez elle, en Amérique, qu'elle était prise de cystite, de

phénomènes douloureux, dus à la formation de calculs, accidents qui la décidèrent à revenir à Paris.

Consulté à ce moment, je donnai le conseil de rouvrir la vulve, de chercher la fistule et de l'oblitérer. L'un des consultants insista sur les difficultés de cette opération, la cavité vaginale étant complètement remplacée par un tissu de cicatrice.

Je ne me dissimulai pas les difficultés de cette intervention, que justifiaient suffisamment les phénomènes de cystite et la formation de calculs. En cas d'échec, la création nouvelle d'une fistule vésico-vaginale remédierait aux accidents.

J'ouvris la vulve en rencontrant sur mon chemin de petits calculs phosphatiques. Je découvris l'orifice utérin et, après avoir cathétérisé cet orifice pour me repérer, séance tenante, je m'amarrai sur le point cicatriel qui séparait l'orifice utérin de l'orifice de la fistule et par une large incision transversale, je libérai l'utérus comme pour le premier temps de l'hystérectomie vaginale et poussai cette libération jusqu'à ce que je sentisse l'utérus s'abaisser.

La face profonde du lambeau vulvaire fut avivée jusqu'à la fistule et suturée à la face antérieure de l'utérus par un large affrontement à l'aide de six points de suture au crin de Florence. Pendant dix jours, la sonde à demeure fonctionna normalement, grâce à de fréquents lavages, débarrassant la vessie d'urines putrides, rougeâtres et visqueuses. Le dixième jour, à l'ablation des fils, un liséré blanchâtre sur un point du lambeau inférieur, montra qu'une escarre était sur le point de se détacher. Il s'établit, en effet, une fistule fort petite, si petite que quelques jours après elle fut oblitérée par un petit gravier et que la malade se crut guérie.

Trois semaines après, une opération complémentaire ferma cette fistulette. La malade est aujourd'hui complètement guérie, elle possède une vessie continente qui peut garder les urines pendant deux heures. Il persiste encore un certain degré de cystite, mais qui va en s'atténuant chaque jour.

OBSERVATION VII

(Observation de Spartali, communiquée par M. Bazy, 13 nov. 1901, Société de chirurgie.)

Fistule vésico-vaginale distante du col de l'utérus de 1 centimètre. Guérison après deux interventions. Hémorrhagie grave après la première.

Une jeune femme de 16 ans accouche au forceps à l'âge de 15 ans 1/2. A la suite de l'intervention, fistule vésico-vaginale qui, lorsque le docteur Spartali la voit, a la dimension d'une lentille ; il existe en outre deux brides cicatricielles sur la paroi antéro latérale gauche du vagin.

Urines normales. Utérus et annexes sains. État général excellent.

Le docteur Spartali procède à l'opération en fermant la fistule par deux plans de suture ; un profond, en bourse, à la soie ; un superficiel, à points séparés, pour coapter les lambeaux vaginaux. Sonde à demeure.

Les trois premiers jours se passent sans incident. Le quatrième jour, notre confrère est appelé en toute hâte auprès de la malade, qui a une violente hématurie.

A son arrivée, il trouve la malade exsangue, perdant du sang en abondance par l'urèthre. Le pouls est à 140, petit, filiforme, 48 respirations par minute ; faciès très pâle.

Après injections de caféine, d'éther, de sérum artificiel, il examine la malade et ne voit rien dans le vagin ; il fait sauter les points de suture, ouvre la vessie, d'où il fait sortir de nombreux caillots, puis, saisissant les bords de la plaie vésico-vaginale avec des pinces à griffe, il les abaisse pour les mieux voir. Pour faire l'hémostase, il fait un surjet à la soie des lèvres de cette plaie : l'hémorrhagie s'arrête.

Sous l'influence des injections sous-cutanées d'eau salée, la

malade se remonte, et, un mois et demi après, il peut procéder
à l'occlusion de la fistule. Il dissèque deux lambeaux, l'un antérieur, l'autre postérieur, sur une étendue de deux bons centimètres ; il les mobilise et les suture au moyen de quatre points
séparés au crin de Florence.

Sonde à demeure fixée à la petite lèvre et décubitus latéral,
tantôt gauche, tantôt droit, pendant douze jours, au bout desquels on enlève les fils. Guérison.

La malade a été revue quatre mois après l'opération. La guérison s'est maintenue.

OBSERVATION VIII

(Communication de Bazy. Soc. de chirurgie, 13 nov. 1901.)

*Destruction de la paroi vésico-vaginale et rétrécissement
cicatriciel du vagin, consécutifs à un accouchement
laborieux. Guérison en une seule séance.*

La nommée L... Marie, âgée de 31 ans, m'est envoyée parce
que, depuis son accouchement, elle perd son urine. C'est une
femme petite, légèrement rachitique. Elle a accouché à terme
le 29 décembre 1900.

Le travail fut très pénible ; il dura trois jours et demi et finit
par se faire sans le secours d'aucun médecin ; l'enfant était
mort, cela va sans dire, et mort dans le cours du travail.

Délivrance naturelle. La malade ne paraît pas avoir eu de
fièvre après l'accouchement.

Le lendemain de l'accouchement, elle fut surprise de ne
point éprouver le besoin d'uriner, et, d'autre part, son lit était
très mouillé, et le liquide qui imbibait les draps avait l'odeur
urineuse.

Depuis ce moment, elle perd complètement son urine et n'a
jamais besoin d'uriner.

La malade, fatiguée, affaiblie, resta couchée environ un

mois ; quand elle se leva, l'urine tomba goutte à goutte sur ses cuisses.

Je la vois pour la première fois le 9 février.

L'incontinence d'urine est complète et continue. La malade est obligée de se garnir.

Sur la face interne des cuisses, sur les grandes lèvres, la région péri-anale, sur les fesses, lésions érythémateuses, avec, en certains points, des saillies boutonneuses à sommet exulcéré.

A un premier examen, on constate que la perte de substance s'étend depuis le col utérin, déformé et en partie détruit, jusqu'à un centimètre et demi du méat ; la muqueuse vésicale fait hernie dans le vagin, qui est rétréci par des brides transversales. La vulve est violacée, les parois vaginales aussi, et ces tissus paraissent avoir une faible vitalité, aussi ai-je conseillé à la malade d'attendre quelques mois avant de se faire opérer.

Il y a donc une perte de substance intéressant toute étendue de la cloison vésico-vaginale et une partie de la paroi uréthrale ; le col vésical paraît détruit.

La malade revient vers le milieu du mois de mai ; je la reçois, et voici ce que je constate :

En écartant les grandes et les petites lèvres, on voit comme antérieurement, la vessie faire hernie dans le vagin à travers un orifice dont les limites sont ainsi déterminées par le toucher digital.

L'orifice s'étend du col de l'utérus ou de ce que je pense être le col de l'utérus (tant les altérations sont profondes) où son bord forme une bride à concavité antérieure jusqu'à deux centimètres environ en arrière du méat, où une bride analogue à la précédente, mais concave postérieurement, la limite en avant.

Transversalement, il s'étend jusqu'aux parois latérales du vagin et aux branches ischio-pubiennes.

Postérieurement, la cloison recto-vaginale est cicatricielle, transversale, à concavité antérieure, située en face du bord antérieur de la brèche vésico-vaginale. Les deux déterminent un notable rétrécissement du vagin, à travers lequel on peut à peine passer l'index.

En arrière d'elle le doigt entre dans une petite cavité, vestige du cul-de-sac postérieur, où l'on sent une induration qui doit représenter le col utérin.

L'hystéromètre introduit dans l'uretère est arrêté, ce qui fait croire à l'oblitération du canal de l'urèthre.

L'atrésie du vagin empêche d'introduire une valve et de se rendre compte *de visu* de l'état des lésions.

J'essaie de dilater le rétrécissement vaginal à l'introduction de pessaires de Gariel, mais ils sont si mal supportés que j'y renonce et décide de faire l'opération.

Pour se donner du jour, et voir les bords de la perte de substance vésico-vaginale, on est obligé de débrider la cicatrice en croissant qui occupe la face postérieure du vagin et le rétrécit considérablement.

Ce débridement est fait en arrière et en avant de chaque côté, surtout du côté droit, et assez profondément : il est suivi d'un écoulement de sang relativement abondant.

On peut voir alors assez facilement la demi-circonférence postérieure de l'orifice vésico-vaginal, qui a les dimensions d'une pièce de deux francs.

On la dédouble sur une hauteur de deux centimètres jusqu'au niveau des parois latérales du vagin. Le dédoublement de la demi-circonférence antérieure est plus difficile en raison du du recroquevillement en haut et en avant de la cicatrice vésico-vaginale. Il est fait sur une hauteur de un centimètre environ.

On introduit une sonde cannelée dans l'urèthre dont l'orifice profond, rétréci, peut maintenant, grâce à l'anesthésie, être retrouvé. Après le dédoublement, on l'élargit d'un coup de bistouri.

Puis on procède à la suture dans le sens antéro-postérieur, et par conséquent, de façon à avoir une ligne de suture transversale par un surjet au catgut n° 2.

On vérifie l'étanchéité en injectant de l'eau stérilisée dans la vessie.

On fait également un surjet au catgut sur la plaie créée du côté droit par le débridement de la paroi vaginale postérieure, qui était le plus considérable, le plus profond et le plus saignant.

Le surjet est fait de façon à avoir une suture transversale et à élargir le vagin, dont on constate aisément l'augmentation des dimensions. Injection vaginale chaude.

La susceptibilité de la peau de la malade est telle, que l'eau très chaude, il est vrai, mais néanmoins bien supportée par la main d'un aide, détermine une sorte de vésication sur le périnée. Aussi enduit-on de vaseline la gaze iodoformée qui est appliquée comme pansement dans le vagin et sur la région périnéale.

Sonde dans la vessie, chloroforme.

Les jours qui suivent l'opération, le pansement est renouvelé Le périnée et la face interne des fesses, qui ont été le siège de la vésication signalée plus haut, forment une escarrification assez étendue sur laquelle on applique des compresses d'eau oxygénée puis de sérum.

Des escarres superficielles se détachent et laissent voir des plaies qui se cicatrisent assez rapidement.

OBSERVATION IX

(Observation inédite due à l'obligeance de M. Lance,
interne du service de M. Ricard).

Fistule vésico-vaginale opérée 10 fois. Accidents sérieux dus à l'occlusion du vagin. — Succès à la troisième tentative de la méthode de dédoublement..

Lec... Ernestine, 44 ans, entrée le 25 mars 1901 dans le service de M. Ricard à Saint-Louis. Cette malade a été opérée sept fois par M. Lucas-Championnière, cinq fois par M. Duplay; la fistule vésico-vaginale persiste toujours.

Il y a quatre ans on se décide à pratiquer l'occlusion du vagin. Cette occlusion a été suivie de phénomènes de cystite, d'accidents dus à la formation de calculs phosphatiques, et d'incontinence d'urine.

Le 27 mars, M. Ricard pratiqua sur elle une quatorzième opération; on employa la méthode de dédoublement, mais comme le vagin était excessivement réduit du fait des opérations antérieures, on fut obligé d'utiliser comme lambeau supérieur, une portion de la lèvre antérieure du col utérin. La réunion fut faite par quatre fils d'argent et on plaça une sonde à demeure.

Les suites furent d'abord normales, mais la malade très indocile se leva dès le quatrième jour et arracha elle-même sa sonde plusieurs fois. Elle sortit le 8 mai avec une récidive.

Le 20 juin, elle entrait de nouveau dans le service. On l'opérait pour la quinzième fois le 11 juillet. A l'examen on lui trouva un large orifice vésico-vaginal divisé par un pont médian étendu de la lèvre antérieure du col utérin au bord antérieur de la fistule.

Chacun des deux orifices ainsi délimités fut traité par le dédoublement. Mais ce dédoublement fut fait, contrairement à la technique ordinaire, dans le sens transversal commandé par la disposition des fistules.

Deux points de suture furent mis à gauche et trois à droite.

Cette fois encore, l'indocilité de la malade fut telle qu'il fut impossible de la garder au lit et de lui faire garder sa sonde, en sorte qu'elle sortit avec une récidive.

Le 26 novembre 1901, elle entra de nouveau : le 29 novembre on l'opérait pour la seizième fois. L'opération fut rendue difficile du fait que la cavité utérine communiquait avec la vessie, le col fut inclus dans la cavité vésicale; les lambeaux furent suturés aux crins de Florence et une sonde à demeure fut placée.

Mais on prit la précaution de fixer solidement la sonde à
demeure et d'attacher la malade dans son lit.

Elle sortit définitivement guérie du service.

OBSERVATION X

(Observation inédite due à l'obligeance de M. Lance).

*Fistule vésico-vaginale opérée inutilement par la voie
sus-publenne et guérie par le dédoublement.*

Cor..., Marie, 40 ans, entre dans le service de M. Ricard, le
21 avril 1902. Cette malade présente un fistule vésico-vaginale
consécutive à un hystérectomie vaginale. Elle a déjà été opérée
par M. Albarran par cystotomie sus-publenne. Elle a récidivé.

La fistule admet à peu près une sonde de gomme du numéro
15 à 18. Elle s'abaisse difficilement à cause de la cicatrice
vaginale. On l'opère le 26 avril par la méthode du dédoublement. Trois fils d'argent principaux sont placés sur les lambeaux, et on en pose deux autres intermédiaires pour assurer
l'affrontement. On met une sonde à demeure, on fait deux lavages de la vessie par jour.

Les suites sont simples ; on enlève les fils le onzième jour,
la guérison est parfaite.

OBSERVATION XI

(Observation inédite due à l'obligeance de M. Lance).

*Fistule vésico-vaginale suite d'hystérectomie pour cancer.
guérie par le dédoublement.*

Wel..., femme T..., 34 ans, entre le 8 mai 1902 dans le service de M. Ricard.

Cette malade présente une fistule vésico-vaginale ayant débuté 4 jours après une hystérectomie abdominale totale pour cancer. Cette hystérectomie avait été pratiquée le 7 février 1902. La fistule résultant de cette opération est haut située sur la paroi du vagin, tout près de la cicatrice de fermeture de ce conduit, elle est cependant abaissable suffisamment pour que l'on puisse faire l'opération presque à ciel ouvert.

La fistule fut fermée le 16 mai par le procédé du dédoublement. 5 fils d'argent servirent à réunir les lambeaux; on mit une sonde à demeure et on fit deux lavages vésicaux par jour. Le onzième jour, les fils furent retirés, la guérison était parfaite.

OBSERVATION XII

(Observation inédite due à l'obligeance de M. Lance.)

Fistule vésico-vaginale, suite d'hystérectomie vaginale, guérie par le dédoublement.

Mar... Marie, 35 ans, entre dans le service de M. Ricard le 6 juin 1902. Elle présente une fistule vésico-vaginale, suite d'une hystérectonie vaginale pour annexite double par M. Richelot. Immédiatement après l'opération, se produit la fistule. Elle est opérée une fois par M. Richelot sans succès et 4 fois par un autre chirurgien. L'examen montre une large fistule située en avant et à droite; la vulve est très étroite et, à cause des nombr... erations antérieures, la fistule s'abaisse mal.

L'opération a lieu le 6 juin 1902. Bien que le vagin soit très petit, on réussit à abaisser la fistule sans qu'il soit nécessaire de pratiquer un débridement vulvo-vaginal.

On s'aperçoit alors qu'à côté de la grande fistule s'en trouve une seconde de petite dimension. Le dédoublement est fait de manière à occlure d'un seul coup les deux fistules ; 4 fils d'argent maintiennent les lambeaux. On met une sonde à demeure, on fait deux fois par jour des lavages vésicaux.

Le 15 juin, les fils sont enlevés, le 19 juin est le tour de la sonde, la réunion est parfaite.

CONCLUSIONS

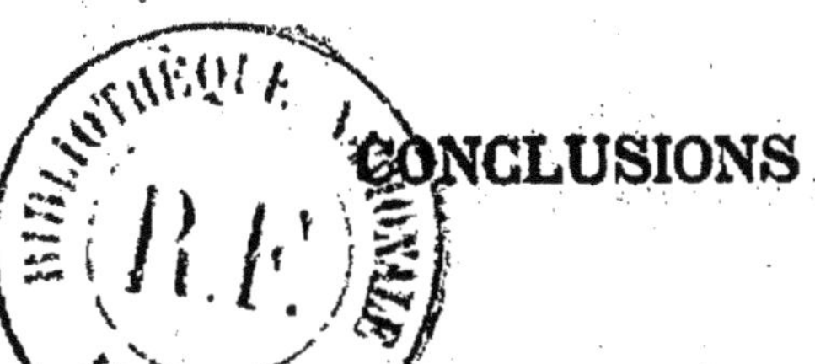

A) Pour le traitement chirurgical des fistules vésico-vaginales, l'opération de choix *applicable à tous les cas* est la méthode de dédoublement.

B) Les conditions de la réussite certaine de cette méthode doivent être trouvées :

a) Dans l'étendue du dédoublement qui doit être poussé jusqu'au tissu vaginal souple et sain.

b) Dans l'absence de toute suture sur la paroi vésicale du dédoublement.

c) Dans les soins post-opératoires qui sont :

1° L'immobilisation absolue de la malade ;

2° Le port d'une sonde à demeure changée tous les trois ou quatre jours et maintenue trois ou quatre jours après l'ablation des fils ;

3° Des lavages de la vessie pratiqués à l'eau stérilisée deux fois par jour ;

4° Une surveillance attentive de la perméabilité de la sonde.

TABLE DES MATIÈRES

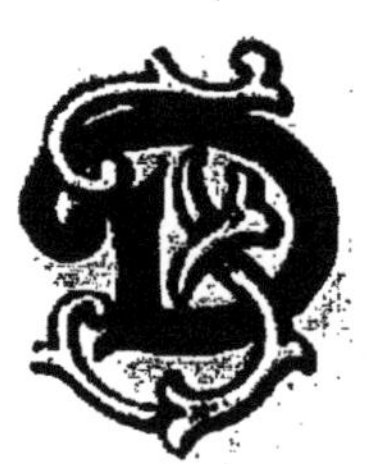

BUZANÇAIS (INDRE). IMPRIMERIE F. DEVERDUN.